VOYAGE

SCIENTIFIQUE

A NAPLES

AVEC M. MAGENDIE

EN 1843;

PAR LE DOCTEUR CONSTANTIN JAMES.

A PARIS,

CHEZ B. DUSILLION, ÉDITEUR,

RUE DU COQ-SAINT-HONORÉ, 13.

1844.

VOYAGE SCIENTIFIQUE

A NAPLES.

IMPRIMERIE ET LITHOGRAPHIE DE FÉLIX MALTESTE ET Ce,
Rue des Deux-Portes-Saint-Sauveur, 18.

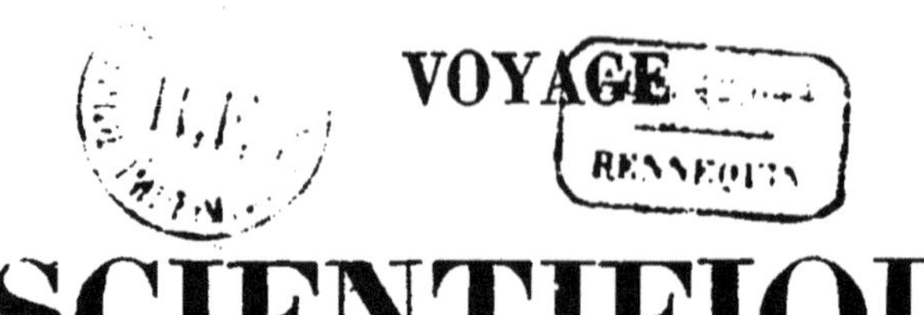

VOYAGE SCIENTIFIQUE

A NAPLES

AVEC M. MAGENDIE

en 1843;

PAR LE DOCTEUR CONSTANTIN JAMES.

A PARIS,

CHEZ B. DUSILLION, ÉDITEUR, RUE DU COQ-ST-HONORÉ, 13.

1844.

UN VOYAGE A NAPLES

EN 1843.

UN VOYAGE A NAPLES

EN 1843.

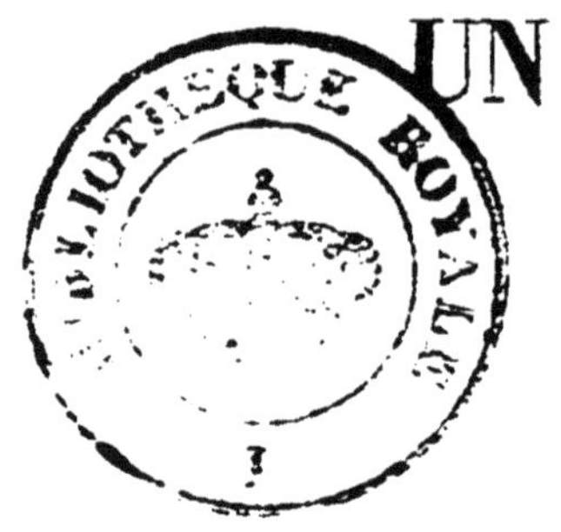

Le sol de l'Italie, qui a été tant de fois exploré et décrit, n'offre pas moins d'attrait pour le médecin que pour le touriste. Celui-ci pourra faire un ample recueil d'impressions et d'anecdotes piquantes; celui-là y trouvera de plus un sujet abondant de recherches et d'études. Dans un voyage que je viens de faire à Naples, avec M. Magendie, j'ai pris quelques notes sur les eaux minérales, les accidens de température et les curiosités géologiques de ces contrées. Ce sont ces notes que je me propose de publier aujourd'hui. Si mon travail présente quelque fait nouveau, quelque expérience intéressante, qu'on n'oublie pas que j'accompagnais un savant illustre, et que souvent l'élève a dû faire appel aux conseils et aux inspirations du maître.

GROTTE DU CHIEN.

La grotte du Chien est un des endroits les plus curieux et les plus visités des environs de Naples. Tout le monde sait d'où lui vient son nom. Un chien meurt en peu d'instans, asphyxié dans cette grotte, tandis qu'un homme peut sans danger y séjourner debout ou assis. L'explication du fait n'est pas moins connue. C'est qu'il existe, à la surface du sol, une couche de gaz acide carbonique, que sa pesanteur spécifique empêche de s'élever au-delà d'une certaine hauteur, de sorte que l'homme et le chien, bien que placés dans une même atmosphère, respirent deux milieux différens. Voici le côté curieux du phénomène. Quant à sa partie scientifique, qui n'a pas encore été suffisamment étudiée, j'en ai fait l'objet d'expériences spéciales.

Et d'abord, disons un mot de la situation et de la disposition intérieure de la grotte.

La grotte du Chien est située à Pouzzoles sur le penchant d'une petite montagne extrêmement fertile, en face et à peu de distance du lac d'Agnano. L'entrée en est fermée par une porte, dont un gardien a la clé. La grotte a l'apparence et la forme d'un petit cabanon dont les parois et la voûte seraient grossièrement taillés dans le rocher. Sa largeur est d'environ un mètre, sa profondeur de trois mètres, sa hauteur d'un mètre et demi. Il serait difficile de juger par son aspect si elle est l'œuvre de l'homme ou de la nature. L'aire de la grotte est terreuse, noire, humide, brûlante. De petites bulles sourdent dans quelques points de sa surface, crèvent et laissent échapper un fluide aériforme, qui se réunit en un nuage blanchâtre au-dessus du sol. Ce nuage est formé de gaz acide carbonique, que colore un peu de vapeur d'eau. Rien de plus aisé que de constater la présence de l'acide par les réactifs ordinaires.

Il rougit faiblement l'infusum bleu de tournesol.

Il blanchit l'eau de chaux. L'expérience peut être faite d'une manière assez intéressante. Laissez tomber de l'eau de chaux dans une éprouvette placée sur l'aire de la grotte ; cette eau, transparente à sa sortie de la fiole, devient blanche en traversant la couche d'acide carbonique, et vous ne recevez plus dans l'éprouvette qu'une liqueur lactescente.

Il est impropre à la combustion. Une torche allumée qu'on plonge dans la couche s'éteint immédiatement. Le résultat sera le même si, puisant de l'acide carbonique dans une éprouvette, vous le renversez au-dessus de la torche. Le gaz, entraîné par son poids, retombe sur la flamme et l'éteint, comme le ferait un verre d'eau.

Du phosphore, des allumettes chimiques ne s'enflamment point dans la couche. On comprend de même pourquoi la poudre ne prend pas feu. En faisant des expériences avec un pistolet, le hasard m'a fourni le résultat suivant :

Plusieurs fois déjà j'avais lâché la détente, et le choc de la pierre contre l'acier ne faisait pas jaillir d'étincelle. Je veux essayer la poudre. Je tire au-dessus de la couche d'acide carbonique. Le coup part. A l'instant, la grotte se trouve remplie de fumée ; mais peu à peu cette fumée retombe, et, s'arrêtant à la surface du gaz, elle s'étale en une nappe onduleuse qui donne la mesure de la hauteur de la couche. Voici cette mesure exacte.

A l'entrée de la grotte, 20 centimètres ; au milieu, 35 ; au fond, 60.

Ainsi, la couche d'acide carbonique représente un plan incliné dont la plus grande hauteur correspond à la partie la plus profonde de la grotte. C'est là une conséquence toute physique de la disposition du sol. L'aire de la grotte étant à peu près au même niveau que l'ouverture extérieure, le gaz trouve une issue au dehors par le seuil de la porte, et coule comme un ruisseau le long du sentier de la montagne. On peut suivre le courant à une assez grande distance. J'ai vu une bougie que j'y plongeais s'éteindre à plus de deux mètres de la grotte.

Beaucoup de circonstances peuvent faire varier la hauteur de la couche. Si la porte est depuis quelque temps ouverte, que le vent souffle de ce côté, et que par conséquent l'atmosphère de la grotte soit facilement renouvelée, le gaz acide carbonique s'échappe plus librement au dehors. On peut même, ainsi que je m'en suis assuré, le chasser en totalité avec un petit appareil de ventilation ou de balayage. Mais il ne tarde pas à se reproduire, et, au bout de quelques minutes, la couche a repris son premier niveau.

Si la porte était hermétiquement close, l'acide carbonique, exhalé sans cesse et emprisonné dans la grotte, finirait probablement par la remplir au point d'en rendre l'atmosphère mortelle pour l'homme comme elle l'est pour le chien.

Il était bon de vérifier si le gaz, bien qu'il eût un écoulement au dehors, se mêlait cependant dans une certaine proportion aux couches supérieures de la grotte. Pour cela je versai un peu d'eau de chaux dans une éprouvette, puis je l'agitai à l'endroit le plus élevé. Cette eau prit une teinte légèrement blanchâtre. La même expérience répétée hors la grotte me donna des résultats négatifs. Ainsi nul doute que, même bien au-dessus de la couche, l'air ne soit plus chargé d'acide carbonique que l'air extérieur.

J'aurais pu prévoir ce fait, car, lorsque je prolongeais trop longtemps mon séjour dans la grotte, je sentais de la gêne à respirer, et il me fallait sortir un instant.

La disposition des lieux doit nous être maintenant bien connue. Comme préliminaire de la partie physiologique de mes recherches, je rapporterai quelle est l'expérience que le gardien montre aux visiteurs.

Il a un chien dont il lie les pattes pour l'empêcher de fuir, et qu'il dépose ensuite au milieu de la grotte. L'animal manifeste une vive anxiété, se débat, et paraît bientôt expirant. Son maître alors l'emporte hors la grotte, et l'expose au grand air en le débarrassant de ses liens. Peu à peu l'animal revient à la vie, puis tout à coup il se lève et se sauve rapidement, comme s'il redoutait une seconde séance. Voilà plus de trois ans que le chien que j'ai vu fait le service, et qu'il est ainsi chaque jour asphyxié et désasphyxié plusieurs fois. Sa santé générale est excellente, et il paraît se trouver à merveille de ce régime (1).

Une épreuve aussi incomplète ne pouvait me suffire. J'avais eu soin d'emporter de Naples quelques animaux; mais, avant de faire des expériences sur eux, j'en voulus tenter quelques-unes sur moi-même.

M'étant mis à genoux dans la grotte, je me plongeai la tête au milieu de la couche d'acide carbonique. Je gardai cette attitude une quinzaine de secondes, en ayant bien soin de ne point respirer. Je n'éprouvai aucune sensation particulière, à part un peu de picotement dans les yeux.

Après avoir été renouveler la provision d'air de mes poumons, je me remis dans la même posture, et essayai quelques mouvemens de déglutition, évitant toujours de respirer. L'acide carbonique me parut très agréablement sapide : il me rappelait assez l'eau de Seltz. Je trouvai quelque plaisir, par la chaleur qu'il faisait, à répéter plusieurs fois cette même expérience. Du reste, il n'est pas nécessaire de se maintenir la tête plongée dans la couche. En se servant de la main comme d'un éventail, on

---

(1) Ce chien a un instinct fort remarquable. Du plus loin qu'il aperçoit un étranger, il devient triste, hargneux, aboie sourdement, et est tout disposé à mordre. Il faut que son maître le tienne en laisse pour le conduire à la grotte, et encore se fait-il traîner en baissant la queue et les oreilles. Quand, au contraire, l'expérience finie, l'étranger s'en retourne, il l'accompagne avec tous les témoignages de la joie la plus vive et la plus expansive.

peut s'envoyer au visage de l'acide carbonique, et apprécier parfaitement sa saveur aigrelette et piquante.

Il me restait encore à respirer le gaz. Je fis une forte inspiration. A l'instant je fus saisi d'une sorte d'éblouissement, de vertige, ainsi que d'un resserrement douloureux dans toute la poitrine. Un mouvement instinctif et raisonné m'obligea aussitôt à relever la tête pour respirer un air pur. Au bout de quelques minutes, il n'y paraissait plus. Je repris mon attitude horizontale; mais procédant avec plus de prudence, je fis une toute petite inspiration. Même saisissement que la première fois ; seulement la suffocation fut moindre. Je ressentais toujours une oppression très forte, ainsi qu'une espèce de bouillonnement vers le front. Je ne puis mieux comparer cette dernière sensation qu'à celle qu'on éprouve lorsque, buvant du vin de Champagne, un peu de la liqueur s'échappe par les narines. C'est presque aussi pénible.

Je commençais à en avoir assez de ces expériences. C'était actuellement le tour de mes animaux.

Je pris un lapin que je plaçai dans la grotte, près de la porte d'entrée. L'animal avait à peine respiré une ou deux fois qu'il fut saisi d'une agitation extrême. Il levait le nez et le dirigeait dans tous les sens, comme pour chercher un air meilleur. Enfin, obéissant à une sorte d'instinct, il se dressa sur ses pattes de derrière (1). Là il put trouver un air respirable; car nous avons vu que, dans cet endroit de la grotte, la couche d'acide carbonique n'a pas plus de 20 centimètres de hauteur. Quand l'animal était fatigué, il retombait sur ses pattes de devant, puis il se relevait de nouveau, respirait, pour retomber encore. Ce petit manége aurait pu se prolonger assez longtemps avant que l'animal fût asphyxié ;

---

(1) On sait que cette attitude verticale est assez familière aux lapins. Lorsqu'ils entendent du bruit ou qu'ils pressentent un danger, ils se dressent sur leurs pattes de derrière et restent ainsi debout pendant quelques instans.

aussi, comme je voulais arriver à des résultats sérieux, je le plaçai dans le fond de la grotte.

Entouré de toute part d'une atmosphère d'acide carbonique, le lapin passa par tous les degrés d'une rapide asphyxie : tremblement général et convulsif; respiration courte, saccadée, plaintive. Au bout de dix secondes, il tombe sur le côté, et reste immobile un instant. Tout d'un coup il se relève, s'allonge, pousse des cris de détresse et retombe expirant. J'aperçois encore de petits frémissemens dans les pattes, mais bientôt ces derniers vestiges du mouvement disparaissent. Je prends l'animal, je le retourne en tous sens. Aucun signe de vie. Les battemens du cœur sont insensibles, la respiration nulle. On dirait d'un corps inanimé.

L'animal est dans la grotte depuis 75 secondes. Je l'en retire et l'expose au grand air. Il conserve d'abord l'immobilité du cadavre, et ce n'est qu'au bout de cinq minutes que les mouvemens respiratoires reparaissent. Il a fallu près d'un quart d'heure pour que tous les symptômes de l'asphyxie se fussent dissipés.

Remarquons que c'était seulement après plusieurs minutes que l'animal donnait les premiers signes de vie. Aussi, dans les cas malheureusement trop fréquens d'asphyxie par la vapeur de charbon, est-il de la plus haute importance de porter des secours et de les continuer longtemps, alors même que la mort paraîtrait certaine ; elle peut, comme chez notre animal, n'être qu'apparente. Ne sait-on pas d'ailleurs qu'on a vu des personnes asphyxiées n'être rappelées à la vie qu'au bout d'un certain nombre d'heures ?

La grotte offrait un excellent laboratoire pour étudier la valeur des moyens qu'on met habituellement en usage dans le traitement de l'asphyxie. Mais il m'eût fallu des appareils que je n'avais point. Je ne pus donc faire qu'un petit nombre d'expériences. J'eus bien soin, dans ces expériences, de laisser les animaux le même temps dans la couche d'acide carbonique, c'est-à-dire soixante-quinze secondes, afin d'obtenir sur l'efficacité de chaque médication des résultats comparables.

Je commençai par des affusions d'eau froide. J'y joignis quelques lavemens de même nature. Ces deux moyens combinés n'abrégèrent pas sensiblement les phénomènes d'asphyxie. Il me semblait cependant que sous leur influence l'animal recouvrait un peu plus de force.

Deux lapins étant retirés en même temps de la grotte, je fis respirer à l'un de l'acide acétique, et à l'autre de l'ammoniaque. Le premier revint à lui beaucoup plus vite que le second. Ce résultat me surprit. L'ammoniaque ayant plus d'énergie que l'acide acétique, j'aurais cru son action plus efficace, tandis que l'inverse venait d'avoir lieu. Voici peut-être comment on pourrait expliquer ce fait :

L'acide acétique, respiré, est un stimulant du système nerveux, et il n'irrite point la poitrine d'une manière dangereuse. Au contraire, l'ammoniaque qui est un stimulant bien plus puissant ne saurait être respiré sans danger. Par conséquent, si vous vous servez de ce dernier réactif, ses effets bienfaisans, comme vapeur excitante, seront neutralisés par ses effets nuisibles, comme vapeur délétère. Aussi, dans un cas d'asphyxie, n'hésiterai-je pas aujourd'hui à donner la préférence à l'acide acétique sur l'ammoniaque.

J'essayai d'établir une sorte de respiration artificielle, en pressant alternativement la poitrine et le ventre d'un lapin asphyxié. Les mouvemens du diaphragme, favorisés par l'élasticité des côtes, faisaient ainsi pénétrer un peu d'air dans la cavité thoracique. L'animal revint plus promptement à lui-même.

Mais ce que je tenais surtout à vérifier, c'était l'action immédiate, ainsi que les effets consécutifs de l'insufflation pulmonaire. On a beaucoup insisté dans ces derniers temps sur les dangers de cette méthode. Si l'air est poussé dans la poitrine avec trop de force, vous vous exposez à déchirer les cellules du poumon et à déterminer un emphysème qui peut devenir promptement mortel.

Je pris un lapin asphyxié. Appliquant ma bouche sur la sienne, je lui insufflai de l'air lentement, à faibles doses, et à plusieurs reprises. Au bout de vingt secondes, je vis la respiration se rétablir graduellement et les mouvemens reparaître. Or nous savons que si, dans ces circonstances, l'animal est abandonné à lui-même, il s'écoule près de cinq minutes avant qu'on aperçoive les premiers signes de vie.

Cette expérience, répétée sur un autre lapin, me fournit des résultats non moins remarquables par leur instantanéité que par leurs excellens effets.

L'insufflation pulmonaire, pratiquée avec ménagement, est donc un très bon moyen, bien supérieur à la simple pression des parois pectorales. Par ce dernier procédé, vous introduisez l'air dans la poitrine, en quantité trop minime pour qu'il puisse atteindre les ramifications bronchiques, où se passent les principaux phénomènes d'hématose. En faisant au contraire de petites insufflations directes, l'air déploie lentement le poumon, dilate ses cellules, épanouit son parenchyme. Ajoutez à cela que cet air, en traversant la poitrine de celui qui insuffle, a pris une température plus élevée. Or on sait que la chaleur accélère et favorise singulièrement la circulation des vaisseaux capillaires.

Il est vrai que l'air expiré est moins pur, puisqu'il a perdu dans le poumon environ trois centièmes d'oxigène que remplacent des quantités équivalentes d'acide carbonique. Les faits ont prouvé qu'on avait conçu à cet égard des craintes exagérées. Peut-être même cette très légère altération de l'air offre-t-elle son côté avantageux. Raisonnons par analogie. Si à la suite d'une abstinence prolongée d'alimens, vous donnez trop tôt une nourriture substantielle, la digestion sera plus laborieuse que si vous eussiez moins chargé l'estomac. De même si, par une brusque transition, vous introduisez dans le poumon d'une personne asphyxiée un air trop riche, cet air sera moins bien supporté que s'il eût contenu une plus faible proportion d'oxigène.

Je voulus, sur un autre lapin également asphyxié, insuffler du premier coup une certaine masse d'air dans la poitrine. Mais l'expérience m'offrit quelques difficultés. Le tissu pulmonaire, par le fait de l'engorgement dont il est le siége, a perdu de son ressort élastique, et oppose une notable résistance à la force expansive de l'air. Je n'insistai donc point, car je me serais fatigué les poumons en soufflant, sans rendre plus rapidement perméables ceux de l'animal, que j'aurais peut-être fini par léser.

Rappelons-nous que souvent il en est de nos appareils vivans comme de ces admirables machines que crée l'industrie. Si le jeu des rouages se trouve suspendu, ce n'est que graduellement que vous pourrez le rétablir, en sachant modérer ou accroître avec art la puissance du moteur.

Aussi, voyez comment procède la nature. Un animal est asphyxié. Sera-ce spontanément que ses mouvemens respiratoires reparaîtront avec toute leur amplitude? Non. C'est à peine si vous serez averti de l'instant où l'air commence à rentrer dans la poitrine, tant le souffle est faible et imperceptible. Mais peu à peu ce souffle grandit, et, à mesure que l'engorgement pulmonaire se dissipe, les inspirations deviennent longues et profondes. Il y aura toujours harmonie parfaite entre la quantité d'air qui pénètre et le volume de sang qu'il doit vivifier.

Il me restait encore une expérience à faire, c'était d'examiner si l'insufflation du poumon, que nous avons dit abréger très sensiblement la durée de l'asphyxie, pourrait rappeler à la vie un animal destiné à une mort certaine.

Je mis deux lapins dans la grotte, et les y laissai près de trois minutes. Un lapin ne survit jamais à un aussi long séjour; passé la seconde minute, les phénomènes d'asphyxie ne se dissipent plus. Je retirai mes deux lapins et insufflai de l'air dans la poitrine de l'un d'eux : quant à l'autre, je ne lui fis rien. Au bout d'un quart d'heure, le lapin que j'avais traité était entièrement revenu à la vie, tandis que son compagnon était mort asphyxié.

Je savais très bien d'avance dans quel état je trouverais les organes de l'animal qui venait de succomber. Cependant je fis l'autopsie.

Le poumon était gorgé de sang, mais sa surface conservait sa couleur normale. Il n'y avait point d'épanchement dans la plèvre ni dans le péritoine. Les cavités droites du cœur étaient distendues par un sang noir et liquide. Ce sang rougit à peine au contact de l'air. Le foie et la rate étaient pareillement engorgés. Toutes altérations qu'on rencontre sur l'homme asphyxié par l'acide carbonique.

Une chose me frappa : c'était l'extrème liquidité du sang. Il n'y avait pas de traces de caillot. Me rappelant alors les expériences de M. Magendie sur la perte de coagulabilité du sang, je ne doutai point que si je faisais une autopsie plus tard, je ne trouvasse des lésions bien autrement graves, par suite de l'infiltration du sang dans le parenchyme des organes. J'emportai donc avec moi un autre lapin mort d'asphyxie.

Je n'en fis l'ouverture que huit heures après sa mort. Mes prévisions se trouvèrent pleinement justifiées. Le sang, resté liquide, s'était imbibé à travers les parois de ses vaisseaux capillaires, et extravasé dans des points où je ne l'avais pas observé à ma première autopsie. Ainsi la plèvre et le péritoine renfermaient une liqueur sanguinolente. Le poumon offrait à sa surface des ecchymoses brunâtres, par où je faisais suinter un sang incoagulable, en comprimant avec les doigts le tissu sous-jacent.

Ainsi, voilà deux animaux morts dans les mêmes circonstances, et qui présentent des altérations de gravité différentes, par cela seul qu'ils n'ont point été ouverts aux mêmes époques. Or, dans la pratique médicale, on ne peut faire d'autopsie que vingt-quatre heures après le décès. De là l'extrème difficulté de distinguer toujours, entre les lésions, celles qui existaient pendant la vie de celles qui sont le produit de la décomposition physique du cadavre.

J'en avais fini avec mes expériences. J'ajouterai comme complément les renseignemens suivans, que m'a fournis le gardien de la grotte, et dont je n'ai pu vérifier l'exactitude que sur des lapins et des grenouilles. C'est la liste des animaux qu'il a vu déposer dans la couche d'acide carbonique, ainsi que du temps qu'ils ont mis à y mourir.

Chien................	3 minutes.
Lapin................	2 —
Chat................	4 —
Poule................	2 —
Grenouille...........	5 —
Couleuvre............	7 —

On s'explique assez bien la durée différente de l'asphyxie chez ces animaux. Un reptile sera plus longtemps à mourir qu'un mammifère, parce qu'il lui faut moins d'air dans un temps donné, et que sa circulation est plus lente. De même un animal fort et vigoureux opposera plus de résistance qu'un faible. Tout le monde sait combien le chat *a la vie dure;* aussi voyons-nous le chat vivre dans la grotte une minute de plus que le chien.

Au bout de combien de temps un homme succomberait-il? S'il faut croire la tradition, l'expérience en a été faite, il y a trois siècles, par le prince de Tolède. Il fit étendre tout de son long dans la grotte un criminel dont on avait lié les pieds et les mains de manière à ce qu'il ne pût se soulever au-dessus de la couche d'acide carbonique. On l'y laissa dix minutes; quand on le retira, il était mort. J'ignore jusqu'à quel point cette tradition mérite une entière confiance. Toutefois, on sait qu'il fut une époque où des condamnés à mort étaient soumis à des expériences aussi périlleuses, voire même à des opérations sanglantes, et que c'était regardé comme une sorte de faveur, puisqu'ils avaient leur grâce quand ils pouvaient en réchapper.

Pour évaluer le temps qu'un homme mettrait à mourir dans la grotte, on ne peut prendre de point de comparaison dans l'asphyxie produite par la vapeur de charbon. En effet, la grotte contient une couche d'acide carbonique pur, dont l'action est immédiate et certaine, tandis que la combustion du charbon n'altère que peu à peu l'atmosphère. Par conséquent, les progrès de l'asphyxie ne suivent plus dans ce dernier cas une marche constante : ils sont lents ou rapides, selon le volume du gaz exhalé.

On sait, du reste, que les phénomènes déterminés sur l'homme par la respiration du gaz acide carbonique sont rapidement mortels. Témoins les nombreux accidens qui résultent du dégagement de ce gaz pendant la fermentation spiritueuse, ou de son accumulation spontanée au fond de vieilles carrières.

Je remarquai qu'aucun végétal ne croît dans la grotte; ceux qu'on y dépose meurent promptement. C'est que les plantes, comme les animaux, ont besoin de l'oxigène de l'air pour respirer.

Je terminerai ce travail par quelques considérations géologiques sur le mode de production et d'exhalation de l'acide carbonique de la grotte, question curieuse qui a été jusqu'ici plus féconde en conjectures qu'en recherches expérimentales.

Le sol de Pouzzoles est essentiellement volcanique; les eaux thermales y abondent. Ces eaux contiennent pour la plupart du gaz acide carbonique en proportion notable.

L'aire de la grotte est humide, formée par une terre friable et poreuse. Sa température est de 38° cent. Ayant creusé un petit trou dans le sol, j'y ai plongé un thermomètre. Le mercure s'est élevé à 40°. La terre que j'avais enlevée était plus imprégnée d'eau que celle de la surface. N'oublions pas non plus que le gaz acide carbonique, au moment où il se forme dans la grotte, est chargé de vapeur aqueuse.

Il devient déjà très probable qu'une source d'eau thermale gazeuse passe au-dessous de l'aire de la grotte, et qu'elle fournit l'acide carbonique. Mais poursuivons.

A quelques pas de la grotte, et à 5 ou 6 mètres au-dessous de son niveau, est le lac d'Agnano, dont nous avons parlé. Ses eaux bouillonnent en deux ou trois endroits dans cette partie voisine du bord qui regarde la grotte. J'y plongeai la main; l'eau était froide comme dans le reste du lac. Le thermomètre n'indiqua pas non plus d'élévation de température.

D'où provenait donc ce bouillonnement? J'appris des mariniers que, quand l'eau du lac est transparente (elle contenait alors du chanvre à rouir), on aperçoit au fond des courans qui viennent dans la direction de la montagne. Je ne doutai point que ce ne fût la source d'eau thermale gazeuse dont j'avais soupçonné le passage dans la grotte, et qui perdait sa chaleur en se versant dans le lac. Le bouillonnement ne devait donc être autre chose que le gaz acide carbonique qui se dégageait de cette source.

Pour m'en assurer, je remplis d'eau une éprouvette, et la place, renversée, au-dessus d'un endroit bouillonnant. L'eau fut peu à peu chassée par le gaz, qui prit sa place. Je plonge dans l'éprouvette une bougie allumée : elle s'éteint. Je charge de nouveau l'éprouvette et y verse de l'eau de chaux; cette eau blanchit. C'était donc bien du gaz acide carbonique que sa légèreté spécifique faisait monter à la surface du lac.

De ce qui précède, je conclus qu'une source d'eau thermale gazeuse passe au-dessous de la grotte du Chien, et qu'elle laisse échapper, à travers les porosités du sol, le gaz acide carbonique, qui se renouvelle sans cesse, comme le courant qui l'alimente.

Constantin JAMES.

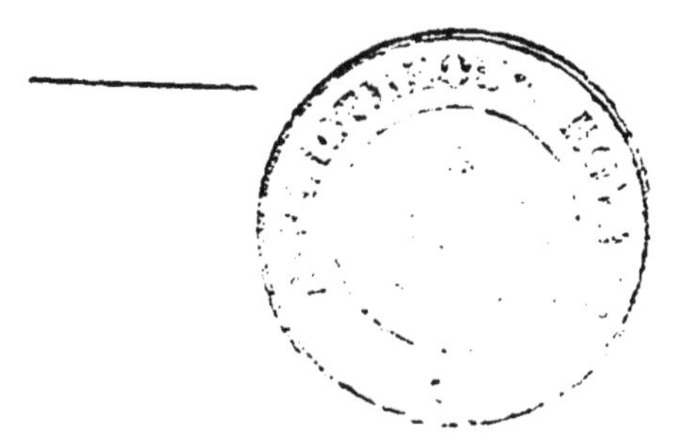

IMPRIMERIE ET LITHOGRAPHIE DE FÉLIX MALTESTE ET Cᵉ.
Rue des Deux-Portes St-Sauveur, 18.

OUVRAGES DU MÊME AUTEUR.

Des Névralgies et de leur Traitement.

Observation de guérison d'une Paralysie de la sensibilité de la face, avec perte de la vue, du goût, de l'ouïe et de l'odorat, présentée à l'Académie royale de Médecine (séance du 20 octobre 1840), suivie de Considérations générales sur les causes et le traitement de ces Paralysies.

Observation de guérison d'une Paralysie du mouvement de la totalité de la face, recueillie dans le service de M. Magendie, suivie de considérations générales sur les causes et le traitement de ces Paralysies.

Recherches de Physiologie expérimentale sur l'empoisonnement par l'acide arsénieux.

Discours sur la Phrénologie.

Leçons sur les Phénomènes physiques de la vie, professées par M. Magendie, rédigées par M. Constantin James. 3 volumes.

Leçons sur le Système nerveux. Id. 2 volumes.

IMPRIMERIE ET LITHOGRAPHIE DE FÉLIX MALTESTE ET Cᵉ,
Rue des Deux-Portes-St-Sauveur, 18.